LA CURE

DE

PETIT-LAIT

A BAGNÈRES-DE-LUCHON

EXPOSÉ SOMMAIRE DE CETTE MÉDICATION

PAR

A. MARCET

DOCTEUR EN MÉDECINE, LICENCIÉ ÈS-SCIENCES NATURELLES,
MÉDECIN CONSULTANT A BAGNÈRES-DE-LUCHON,
MEMBRE DE LA SOCIÉTÉ DE MÉDECINE DE PARIS, DE LA SOCIÉTÉ
D'HYDROLOGIE MÉDICALE, ETC.
CHEVALIER DE LA LÉGION D'HONNEUR.

Prix : 1 franc

LUCHON
Typographie Champol, rue Neuve, 30

1874.

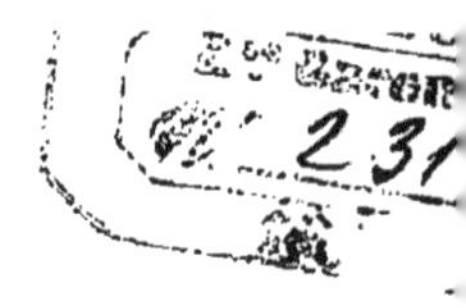

LA CURE
DE
PETIT-LAIT
A BAGNÈRES-DE-LUCHON

EXPOSÉ SOMMAIRE DE CETTE MÉDICATION

PAR

A. MARCET

DOCTEUR EN MÉDECINE, LICENCIÉ ÈS-SCIENCES NATURELLES,
MÉDECIN CONSULTANT A BAGNÈRES-DE-LUCHON,
MEMBRE DE LA SOCIÉTÉ DE MÉDECINE DE PARIS, DE LA SOCIÉTÉ D'HYDROLOGIE MÉDICALE, ETC.
CHEVALIER DE LA LÉGION D'HONNEUR.

Prix : 1 franc

LUCHON
Typographie Champol, rue Neuve, 30

1874.

LA CURE DE PETIT-LAIT

A BAGNÈRES-DE-LUCHON

EXPOSÉ SOMMAIRE DE CETTE MÉDICATION

I

Le petit-lait employé au traitement des maladies est, pour ainsi dire, d'usage traditionnel. En France, cependant, on n'a plus guère recours à ce moyen médical. A l'exception de quelques essais entrepris à Allevard et de tentatives plus récentes faites à Uriage, c'est à peine si quelques praticiens des contrées méridionales le conseillent encore, au printemps, à titre dépuratif.

Il n'en est pas de même dans la plupart des pays voisins. En Suisse, en Allemagne, en Hongrie, la cure de petit-lait jouit d'une grande faveur. Tous les jours, ce mode de traitement rend les plus signalés services dans une foule d'affections. De nombreux établissements ont été spécialement créés en vue de réunir les conditions les plus favorables à ce genre de cure. La vogue, toujours croissante, dont ils jouissent et qui amène à eux, tous les ans, des milliers de malades et de convalescents, atteste hautement les avantages qu'on peut retirer de la médication séro-lactée.

L'abandon dans lequel a été laissé, en France, ce moyen curatif, n'est pas dû, à coup sûr, à l'ignorance des propriétés salutaires du petit-lait. Il doit être plus justement attribué à l'insuffisance de ce produit et à ses qualités médiocres.

La fertilité de notre sol, l'importance de nos productions agricoles, ne nous ont pas laissé sentir la nécessité qui s'est imposée, de bonne heure, à la Suisse, par exemple, de mettre en œuvre les seules ressources que lui offrait son relief montagneux. De là, dans ce pays, le développement considérable de l'industrie pastorale, et le perfectionnement rapide de tous les procédés employés à la manipulation du lait.

Ce qui, pour nous, n'est pas une question absolue d'existence nationale, pourrait, tout au moins, devenir une source de bien-être pour quelques portions moins favorisées de notre territoire. Nous possédons quelques chaînes de montanges qui, au point de vue de la richesse des productions naturelles aussi bien que sous le rapport de la beauté des sites, de la douceur et de la salubrité du climat, ne le cèdent en rien à celles des pays voisins. La nature n'a pas été moins prodigue pour les Pyrénées que pour les Alpes.

Tenter de rendre productives les richesses de nos montagnes n'est pas une entreprise hasardeuse. L'expérience est faite ; l'exemple est à nos portes. Il suffit d'introduire chez nous les procédés pastoraux qui donnent, en Suisse et ailleurs, de si heureux résultats. Mais c'est là toute une révolution économique dont l'accomplissement demande de grands efforts, et cette persévérante volonté toujours nécessaire quand il s'agit de lutter contre l'indifférence et la routine des populations.

Cette tâche est poursuivie, depuis plusieurs années, par le personnel de l'administration des forêts, qui a compris tout le parti qu'on pouvait tirer des riches et immenses pâturages des hautes vallées pyrénéennes. Grâce à son initiative, aidée du concours de quelques hommes éclairés, des fruitières ou associations pastorales, imitées de celles qui fonctionnent dans les Alpes et dans le Jura, sont organisées ou en voie d'organisation snr plusieurs points des Pyrénées. Bientôt, à n'en pas douter, la chaîne entière sera couverte de nombreux troupeaux, qui verseront, tous les jours, dans nos villes et nos stations thermales, leurs abondants et salutaires produits.

Je n'ai pas à rechercher les avantages moraux et matériels que les populations intéressées doivent retirer de cette transformation économique. Ces avantages ont été, d'ailleurs, parfaitement mis en lumière dans un intéressant et substantiel Mémoire, communiqué au Congrès scientifique de France, dans sa 39e session, tenue à Pau, en 1872 (1). Ne prenant de la question que le côté qui m'intéresse d'une manière toute spéciale, je constate seulement le grand profit qui découlera de cette nouvelle et intelligente organisation pour la médecine française. A la faveur de grands troupeaux et d'une habile manipulation, nous aurons du petit-lait avec toute l'abondance désirable, et, sous le rapport des qualités, nous pouvons déjà affirmer qu'il n'aura rien à envier à celui que fournissent les pâturages alpestres.

Il ne reste donc plus qu'à utiliser ce produit. Nous avons entre les mains les moyens d'instituer

(1) Observations sommaires sur le progrès rural, etc. — A. Calvet, sous-inspecteur des forêts.

la cure de petit-lait dans les conditions les plus favorables à son succès. C'est aux médecins, convaincus de la valeur de ce traitement, qu'il appartient d'en répandre l'usage, et d'appliquer, à leur tour, cette médication séro-lactée, que recommandent, depuis longtemps, nos confrères de Suisse et d'Allemagne, au grand bénéfice de leurs malades.

Puisque nous sommes des premiers, à Luchon, à jouir des bienfaits que l'introduction des fruitières en France doit procurer à la médecine, et que la cure de petit-lait est, dès à présent, organisée dans cette station thermale, il n'est peut-être pas hors de propos de faire connaître en quoi consiste ce nouveau mode de traitement, destiné à recevoir son application auprès de nos sources sulfureuses.

Je dirai donc, en peu de mots, quelle est la nature et la composition du petit-lait, l'agent essentiel de cette cure ; j'étudierai ses propriétés et ses applications thérapeutiques, et j'indiquerai, en terminant, son mode d'administration ainsi que les règles hygiéniques dont l'observation rigoureuse, pendant la durée du traitement, contribue puissamment aux heureux effets de la médication

II

PRÉPARATION ET COMPOSITION DU PETIT-LAIT

D'une manière générale, le lait se coagule, après un temps variable, lorsqu'il est soumis à l'action d'une liqueur acide, à l'action de certaines plantes, telles que le caille-lait et la grassette, ou mieux de la presure, tirée de l'estomac des jeunes veaux. De la masse blanche homogène qui en résulte se dégage bientôt un liquide séreux, trouble, blanchâtre, qui constitue le serum du lait ou petit-lait. Au fond de ce liquide subsiste une portion coagulée qu'on nomme le caillé et qui sert à la fabrication des fromages.

Ce partage des éléments constitutifs du lait en deux parties, l'une solide, l'autre liquide, représente quelque chose d'analogue à ce qui se produit lors de la coagulation spontanée du sang, où l'on voit un caillot, constitué par la fibrine et les globules, nager au milieu d'un liquide formé par la portion aqueuse tenant en dissolution les autres principes du sang.

Le petit-lait, tel que je viens d'en indiquer la formation, est utilisé pour divers besoins industriels et domestiques. Avant de convenir à l'usage médical, il doit encore subir certaines opérations, dont la série des procédés mis en pratique à la fruitière de Luchon va nous donner une juste idée.

Aussitôt après la traite, le lait est versé dans une passoire ou un tamis fin, de façon à le débarrasser des poils ou autres matières étrangères qui auraient pu s'y mêler. Il est reçu dans de petits baquets, de bois d'épicea, à la forme élégante, à l'aspect blanc et propret, apportés tout exprès des montagnes du Jura pour suppléer à l'insuffisance, momentanée sans doute, de l'industrie pyrénéenne. Ces baquets, remplis, sont placés dans un endroit frais. Par le repos, la matière grasse plus légère que les autres principes du lait, vient former, à la surface, une couche épaisse et crêmeuse, qui, enlevée et soumise à l'agitation dans un appareil spécial, appelé baratte, donnera le beurre.

Une fois privé de son beurre, le lait est versé dans une chaudière, où il reçoit la quantité de presure jugée nécessaire à la coagulation. On favorise l'opération en maintenant le liquide à une température de 25 degrés centigrades. Au bout d'une demi-heure, elle est terminée, et le caillé ou caseum repose au fond du vase. Il faut maintenant le séparer du serum au milieu duquel il plonge. Un tour de main y suffit. L'opérateur attache autour de son cou un linge carré à mailles lâches ; il prend dans chaque main un des deux angles restés libres, et par un mouvement rapide, il engage et promène au fond de la chaudière le côté du linge compris entre ses doigts. Le caseum est ainsi recueilli et retenu comme dans un filet dont la trame, suffisamment large, laisse écouler la portion liquide.

Malgré la double opération qui vient d'enlever au lait le beurre et le caseum, le petit-lait qui en résulte contient encore une certaine quantité de ces mêmes principes, dont les propriétés alimentaires ne sont pas mises à contribution dans la cure séro-lactée. Pour l'en débarrasser, on le soumet à une seconde coagulation, mais non plus cette fois à l'aide de la presure : On chauffe le serum, resté dans la chaudière, jusqu'au point d'ébullition. Au moment même où ce degré de température est atteint, on l'additionne d'une faible quantité d'un petit-lait acide, réservé à cet effet. Sous la double influence de la chaleur et de l'acidité, une séparation s'opère au sein du liquide, et on voit une masse blanche, au lieu de se précipiter au fond du vase comme dans le premier cas, venir flotter à la surface et former une écume qu'on enlève au fur et à mesure de sa production. Le petit-lait perd ainsi son opacité, et on achève de lui donner toute la limpidité désirable en le faisant couler à travers un filtre de molleton. C'est dans ce dernier état qu'il est livré, quand on le destine au traitement médical.

Pour se rendre compte de la composition du petit-lait, il suffit évidemment de connaître la nature et le nombre des éléments constitutifs du lait et d'en défalquer ceux que lui ont enlevés les opérations successives qu'il a subies. Or, en prenant la moyenne des données fournies par de nombreuses analyses chimiques, on peut établir, avec une précision suffisante, que le lait de vache, pris pour exemple, contient environ, sur 1,000 parties, 70 parties de caseum ou matière azotée; 45 de beurre ou matière grasse; de 35 à 40 d'un sucre particulier, appelé sucre de lait; de 7 à 9 de sels divers; et enfin, de l'eau, dans la proportion restante.

C'est le beurre et le caseum que le repos et la double coagulation ont eu pour but de séparer. De sorte, qu'abstraction faite des faibles proportions de matière grasse et de matière azotée échappées à la manipulation, le petit-lait se trouve constitué par de l'eau, du sucre et des sels extractifs.

Ces principes, constants dans le petit-lait, sont

variables, quant à leur proportion, d'une saison à l'autre, de la traite du matin à celle du soir, et surtout suivant les espèces animales qui ont fourni le produit. Il y a, à cet égard, des différences assez sensibles entre le petit-lait fourni par la vache et celui qui provient de la chèvre, de la brebis, de l'ânesse, etc. J'aurai exclusivement en vue dans ce travail le petit-lait de vache, comme étant le seul, en ce moment, à notre disposition, pour instituer la cure séro-lacté.

Le beurre et le caseum ne faisant pas partie du petit-lait, le sucre en représente dès lors le principe dominant. Sa proportion, ai-je dit, varie de 35 à 40 pour mille. La moyenne exacte de 29 analyses donne, en effet, 38 gr., 40 par kilogramme de serum. Cette quantité considérable de sucre lui assigne naturellement un rôle dans les propriétés générales du petit-lait ; mais elle ne saurait rendre compte de tous les effets thérapeutiques attribués à ce produit.

C'est à la présence des sels ou matériaux inorganiques qui l'accompagnent, qu'il faut demander l'explication de la plupart des phénomènes produits par l'usage de cet agent médical. Il importe donc de rechercher qu'elle est la nature de ces sels, dont l'ensemble représente, d'après les données de la chimie, de 7 à 9 millièmes du poids total.

Les analyses entreprises dans ce but, tant en France qu'en Allemagne, semblent avoir donné jusqu'à ce jour des résultats peu satisfaisants, surtout en ce qui touche le mode suivant lequel se combinent, entre eux, les éléments primitifs. Des notions acquises, on peut néanmoins tirer quelques indications qui ne sont pas sans importance. C'est ainsi, qu'en résumant différents travaux et laissant de côté le rôle prépondérant attribué, suivant les auteurs, à l'une ou à l'autre substance, on arrive à constater que les sels ou éléments minéraux qui entrent dans la composition du petit-lait, sont surtout représentés par des phosphates de chaux et de magnésie, des chlorures de sodium et de potassium, des sulfates, du fer, du soufre, de l'iode.

A l'aide de ces composés inorganiques, nous chercherons, tout à l'heure, à donner l'explication rationnelle de l'action du petit-lait dans quelques-uns des états morbides contre lesquels il est employé. Pour le moment, contentons-nous de remarquer, qu'abstraction faite du sucre qu'il contient, le petit-lait n'est, en réalité, qu'une dissolution étendue des sels qui entrent, le plus ordinairement, dans la composition des eaux minérales : chlorure de sodium, sulfate de soude, oxyde de fer, etc. La proportion de ces sels dans les eaux minérales est même, quelquefois, moins considérable que celle qu'on trouve dans le petit-lait.

L'analogie que les médecins allemands ont essayé d'établir entre ces deux produits se trouve donc, en quelque sorte, justifiée. Ils ont même cherché à la caractériser en attribuant au petit-lait la dénomination d'eau minérale organique.

Disons, en passant, que les mêmes éléments constitutifs se retrouvent, à peu près, dans tout un ordre de productions végétales, jus de raisins, sucs d'herbes, lait de coco, etc., dont l'usage médical tend aussi à se répandre de plus en plus.

Mais, à côté de l'analogie, il y a la différence. Les eaux minérales sont une production inorganique, créée par les seules forces physico-chimiques de la nature, dont l'action nous est connue, et dont nous pourrions, jusqu'à un certain point, reproduire les effets. Le petit-lait, au contraire, et les sucs des plantes sont un produit organique, c'est-à-dire le résultat d'un travail mystérieux, accompli sous l'influence des forces qui régissent les phénomènes de la vie.

A cette diversité d'origine, minérale, animale ou végétale, se rattachent naturellement une action physiologique et des propriétés thérapeutiques différentes, quel que soit, d'ailleurs, le rapprochement qu'on puisse établir entre ces produits. Il est certain que, suivant la nature des maladies et l'état des malades, qu'en raison de l'âge, du tempérament, de la tolérance individuelle et des circonstances particulières que le médecin est appelé à constater, il sera préférable de recourir à l'un plutôt qu'à l'autre de ces moyens curatifs.

III

PROPRIÉTÉS ET EFFETS THÉRAPEUTIQUES

Depuis qu'on fait usage du petit-lait, c'est-à-dire depuis les temps les plus reculés, on attribue à ce produit des propriétés purgatives, altérantes et un peu nutritives.

La propriété laxative ou faiblement purgative ne fait de doute pour personne. C'est d'elle surtout qu'on attend l'action délayante et dépurative qu'on se propose d'obtenir, quand, à certaines époques de l'année et particulièrement au printemps, on se soumet, pendant quelques jours, à l'usage du petit-lait. Ses effets altérants se manifestent par les modifications profondes que son usage méthodique et prolongé entraîne au sein des solides et des liquides de l'économie. L'amélioration ou la disparition d'affections cutanées, le retour à l'état normal d'écoulements vicieux, la disparition d'engorgements viscéraux ou autres, ne peuvent, en effet, se produire qu'à la faveur d'une altération heureuse, survenue dans l'état du sang, sous l'influence de cette cure. Quant à ses qualités nutritives, il suffit de constater que, dans quelques contrées montagneuses, il constitue pour l'habitant la plus grande ressource alimentaire.

C'est en vain que nous chercherions dans les auteurs français des indications satisfaisantes sur les maladies susceptibles d'être soumises, avec avantage, à la cure du petit-lait. Ce mode de traitement, avons-nous dit, est délaissé et, pour ainsi dire, inconnu chez nous. Force donc nous est de puiser nos renseignements à des sources étrangères, et même, jusqu'à un certain point, d'accepter sans contrôle les faits et les théories de la médecine allemande, en attendant que nous puissions les étudier à notre tour et les éclairer par les résultats de notre propre expérience.

Les malades qui fréquentent le plus assidûment les établissements spéciaux créés, au-delà du Rhin et des Alpes, pour la cure du petit-lait, sont, à coup sûr, ceux qui présentent une affection des voies respiratoires. La phtisie pulmonaire, à son début ou dans la première période de son développement, est particulièrement du ressort de la médication séro-lactée. C'est avec enthousiasme que nos confrères enregistrent les merveilleux effets obtenus contre cette maladie; effets qui, selon leur expression, tiennent quelquefois du miracle.

Quelque part que l'on fasse à l'exagération, dans leurs écrits, il ne résulte pas moins, et des nombreuses observations rapportées, et de l'opinion concordante de tous les auteurs, et de l'empressement des phthisiques à revenir tous les ans, à la même époque, aux lieux consacrés à ce mode de traitement, que la cure du petit-lait jouit d'une incontestable et sérieuse efficacité contre le développement des tubercules pulmonaires.

N'eussions-nous pas la foi de nos voisins, ni la conviction ardente qui les anime, nous ne saurions nous refuser, aujourd'hui que nous en avons la possibilité et que toutes les facilités désirables nous sont accordées, nous ne saurions nous refuser, dis-je, à combattre les progrès de la phthisie à l'aide de ce moyen médical, sous peine de nous condamner à rester impuissants et désarmés devant les ravages de ce terrible fléau.

Si l'on a présente à l'esprit la composition chimique du petit-lait, on remarquera que les sels qui entrent dans la composition de ce produit représentent, assez exactement, les mêmes substances qui, suivant les temps, ont joui de quelque faveur dans le traitement de la phthisie. On y trouve des phosphates, et l'on sait qu'on a recommandé, contre cette affection, l'emploi des sels de phosphore, à l'état d'hypophosphites alcalins; on y rencontre le chlorure de sodium, et l'on n'ignore pas que M. Amédée Latour en a fait la base d'une médication spéciale; il y a du souffre et des sulfates, et tout le monde connaît l'effet bienfaisant des eaux sulfureuses; enfin, l'iode, en outre de l'action révulsive obtenue par ses applications extérieures, a été administré, sous forme d'inhalations, pour modifier les sécrétions bronchiques et cicatriser les cavernes pulmonaires.

S'il n'y a dans ce rapprochement qu'une coïncidence heureuse, il faut du moins reconnaître qu'elle plaide fortement en faveur de l'influence curative du produit organique, qui réunit, pour un effort commun, ces diverses substances déjà douées de quelque efficacité dans leur action indépendante.

Les Allemands ont eu l'idée, tout au moins originale, de chercher l'explication des vertus thérapeutiques du petit-lait, non plus dans les éléments qu'il renferme, mais bien dans ceux qui lui font défaut. Ainsi, le petit-lait privé de l'élément azoté, c'est-à-dire du caseum qui lui a été enlevé par la coagulation, agirait surtout comme substance privée d'azote.

Leur théorie repose sur ce fait assez exact que lorsque, sous l'influence d'une maladie, un élément se manifeste dans le sang en proportion plus considérable qu'à l'état normal, le traitement rationnel de la maladie doit consister dans la privation de l'élément en excès. Or, dans la tuberculose, il y aurait, d'après eux, augmentation d'azote, ainsi que le prouveraient l'albuminurie passagère observée chez ces malades et la production plus abondante d'acide urique et d'oxalates qu'on rencontre dans leurs urines.

Quoi qu'il en soit de cette théorie, dont la base trop exclusivement chimique la dérobe à une vérification facile, il est certain que les faits seuls, qui valent bien les interprétations plus ou moins ingénieuses, démontrent surabondamment l'efficacité du petit-lait dans le traitement de la phthisie pulmonaire.

Cette efficacité se retrouve plus complète encore dans la bronchite chronique et les sécrétions catarrhales de l'appareil respiratoire. Elle se montre dans les diverses manifestations de la scrofuleuse ; si bien que la curabilité de la phthisie semble dépendre de son alliance avec cet état diathésique.

Les bons effets obtenus de l'emploi du petit-lait dans la goutte et le rhumatisme, justifieraient la théorie allemande de l'action de ce produit en qualité d'agent privé d'azote. On sait que ces maladies sont caractérisées par une oxydation lente et une combustion incomplète des principes assimilables, d'où résulte dans l'économie une surabondance de produits azotés.

C'est surtout contre les phénomènes pathologiques résultant de l'état pléthorique des viscères abdominaux que se recommande la médication séro-lactée. En activant les sécrétions intestinales, elle favorise la disparition des engorgements du foie et de la rate ; elle combat la congestion des veines intra-abdominales, dont les hémorrhoïdes, une constipation opiniâtre, ou une gêne de la sécrétion urinaire sont les manifestations habituelles ; elle convient dans les divers troubles de la circulation, dans ces cas où la persistance du froid aux pieds, et la suspension des fonctions de la peau indiquent que le sang abandonne les parties superficielles pour s'accumuler dans les organes profonds.

Le défaut d'énergie, la difficulté du travail, l'affaissement moral, allant quelquefois jusqu'à l'hypocondrie, qui sont le cortége obligé de la pléthore abdominale, disparaissent très bien sous l'influence prolongée de la cure de petit-lait.

La sphère d'action de ce moyen curatif embrasse encore les affections de la peau à forme humide et les écoulements vicieux des organes reproducteurs. Ici, il apporte au sang des éléments modificateurs.

Il fournit aux enfants, dont l'accroissement est lent et diffficile, les sels de phosphore nécessaires au développement du système osseux.

Il s'applique enfin à la convalescence des maladies graves, à l'épuisement causé par les excès ou les fatigues de la vie, et à tous les troubles nerveux ou fonctionnels entretenus par la faiblesse générale de l'organisme.

IV

MODE D'ADMINISTRATION DU PETIT-LAIT

Ce n'est pas tout d'avoir reconnu qu'une maladie est tributaire de la cure séro-lactée. Le mode d'emploi du médicament, variable suivant les cas particuliers, rend nécessaire la connaissance de certaines règles que l'expérience a fait connaître et sans lesquelles on s'expose à ne pas retirer de cette médication tous les résultats qu'on en peut attendre.

Et d'abord, le petit-lait mis en usage doit être fraichement préparé, d'un aspect limpide ou légèrement opalin, d'une saveur douce, un peu sucrée ; il doit être neutre à l'action des réactifs ou se montrer légèrement acide, sans jamais présenter de traces de presure ou de toute autre substance ayant servi à la coagulation du lait.

Ces conditions, qui tiennent à l'intelligence et à la bonne exécution des procédés opératoires, se trouvent parfaitement réalisées dans le petit-lait qui nous est fourni par la Fruitière de Luchon. Ce produit nous arrive, tous les matins, de très bonne heure, du lieu de sa préparation, située à une petite distance de notre station thermale. Il est apporté dans des barils de bois, très coquets et très propres, préalablement soumis à un lavage à l'eau chaude. A son arrivée, le contenu de ces barils est versé dans des vases de grès munis d'un robinet de même substance et maintenus aussi dans un parfait état de propreté. Ces vases sont destinés au débit du petit-lait et placés, pour cet usage, dans un élégant pavillon rustique, récemment établi à quelques pas des sources minérales.

Pour ne rien négliger des circonstances qui assurent le succès de cette cure à l'étranger, et suivant la pratique généralement suivie, le petit-lait est maintenu à une température de 30 à 35 degrés, au moyen d'un petit appareil à eau chaude introduit dans chaque vase. Une partie de la provision reste néanmoins soustraite à ce soin, afin de pouvoir être livrée à la consommation à la température de l'air ambiant.

C'est le matin, à jeun, de préférence, que s'administre le petit-lait, les organes digestifs étant alors plus favorablement disposés. Après la première dose, qui consiste ordinairement en un demi-verre, un peu plus un peu moins, suivant les indications, on laisse écouler un quart-d'heure à se promener avant de prendre la seconde. On met un intervalle non moins grand entre la seconde et la troisième quand celle-ci est jugée nécessaire. Le petit-lait de brebis ou de chèvre, plus lourd que celui de vache, exigerait un temps plus long entre les prises.

Au début de la cure, on ne doit pas dépasser deux verres par jour ; mais on peut élever progressivement la dose jusqu'à quatre et cinq verres. Dans ce cas, une portion est réservée pour être bue le soir, entre quatre et cinq heures, avant le dîner, de façon, toutefois, à ce que la majeure part soit prise dans la matinée.

Les plus fortes proportions de petit-lait sont employées contre la pléthore abdominale et les divers états pathologiques où il est nécessaire d'obtenir une action délayante et déplétive. Elles ne sauraient convenir aux autres états morbides et particulièrement aux phthisiques, pour lesquels la dose doit rester modérée et n'être jamais portée au-delà de trois verres.

Il y a des malades dont l'estomac supporte difficilement le petit-lait dans les premiers jours de son administration. Ils éprouvent des pesanteurs à l'estomac, des coliques, des évacuations exagérées, quelquefois même des vomissements. On réduit alors aux plus faibles proportions les prises de petit-lait et on les additionne d'une petite quantité d'une eau alcalino-acidule, telles que les bicarbonées sodiques de Vichy, de Vals, etc. La tolérance ne tarde pas à s'établir, et le malade est mis en état de recueillir tous les avantages de la médication.

Là ne se borne pas le concours que les eaux minérales peuvent rendre au petit-lait. Convenablement choisies, suivant les résultats à obtenir, et rationnellement combinées avec ce produit organique, elles en corroborent l'action, en y ajoutant les effets de leur énergie propre. La pratique de ces mélanges prend tous les jours plus de faveur en Allemagne. Ils sont surtout applicables aux derniers jours de la cure, alors qu'un dernier effort est nécessaire pour compléter l'œuvre efficace, mais parfois trop lente du petit-lait.

Les coupages peuvent se faire avec une eau minérale de provenance éloignée, mais il sera préférable, on le conçoit sans peine, de les pratiquer avec une eau prise directement à la source. Pour cette raison, il y a tout profit à ce que la cure de petit-lait fonctionne à côté d'un établissement thermal. C'est le cas à Luchon, comme, du reste, dans la plupart des lieux où cette cure est en honneur.

Avec les seules ressources de notre station,

nous sommes en mesure de favoriser les effets de la médication séro-lactée dans un bon nombre de maladies.

Lorsque nous soumettrons à l'usage du petit-lait des personnes anémiques, des femmes, des jeunes filles affaiblies par la chlorose, des tempéraments épuisés par les excès ou la maladie, nous aurons pour adjudant l'une de nos sources ferrugineuses, qui fournira à leur sang l'élément en défaut. Pour les phthisiques, pour les malades atteints d'affections des bronches et du larynx, contre les catarrhes des différentes muqueuses, contre les affections cutanées, les rhumatismes, etc., nous emprunterons le secours de nos sources sulfureuses, dont l'action isolée s'applique à ces divers états.

Mais, en retour, pendant la durée d'une cure thermale, telle que nous la pratiquions jusqu'à ce jour, il pourra quelquefois être utile de recourir au petit-lait, pour en combiner les effets, par un mélange bien étudié, avec ceux de nos eaux minérales. C'est surtout dans les maladies des voies respiratoires que cette intervention sera salutaire, ainsi qu'il résulte de la longue pratique de nos voisins.

M. le Dr Lambron a depuis longtemps établi,

avec sa compétence habituelle, que certaines de nos sources sulfureuses, administrées avec intelligence et discernement, ne sont pas moins efficaces contre ces sortes d'affections que certaines sources similaires favorisées d'un plus grand renom. Tous les jours, de nouvelles observations viennent corroborer les faits nombreux et concluants apportés à l'appui de cette opinion, par notre savant inspecteur. De sorte qu'en dépit des critiques, inspirées par un zèle trop peu suspect de désintéressement, Luchon se trouve justement autorisé à retenir une part de la clientèle que fournissent, tous les ans, aux stations sulfureuses, les maladies de l'appareil respiratoire.

Cette part ne peut manquer de s'accroître considérablement, grâce à l'introduction de la nouvelle méthode curative; car ce qu'on a essayé de contester à l'action isolée de nos eaux, on ne saurait, je pense, le refuser au traitement thermal associé à la cure de petit-lait, si bienfaisante en elle-même.

Toujours est-il, que par le mutuel appui qu'elles se prêtent, aussi bien que par leurs vertus particulières, ces deux médications agrandissent considérablement le champ des ressources médicales de la station où elles sont appelées à concourir.

Une circonstance à signaler dans l'usage du

petit-lait, c'est que ce médicament agit avec lenteur, sans effort apparent, et sans provoquer de secousses dans l'organisme. Pour cette raison, il convient très bien aux natures délicates et impressionnables, qui ne supporteraient pas impunément l'action de moyens plus prompts, mais par cela même plus énergiques et plus violents. Il en résulte, par contre, la nécessité de prolonger la cure pendant un temps assez long, un mois, un mois et demi et plus. Le médecin devra donc intervenir, comme seul compétent, pour apprécier et déterminer la durée de ce traitement, de même qu'il restera seul juge de l'opportunité et du mode de son application.

Le moment le plus favorable pour entreprendre la cure est le printemps ou mieux le commencement de l'été. Les pâturages, alors recouverts d'une abondante floraison, communiquent au petit-lait une plus grande richesse d'éléments, en même temps qu'une saveur aromatique qui le fait mieux accepter des malades.

Ce n'est pas seulement en boisson que le petit-lait est administré ; on l'emploie aussi sous forme de bains. La fraîcheur et la souplesse de la peau qui résultent de leur influence, les fait utiliser comme moyen de luxe, à la place des bains de lait, fort recherchés autrefois, dans le même but, surtout à l'époque des Romains. Il suffit de rappeler, à ce sujet, qu'une maîtresse de Néron se faisait suivre, dans ses voyages, d'un troupeau de cinq cents ânesses, destinées à lui fournir le lait dans lequel elle aimait à se plonger.

Au point de vue purement médical, le petit-lait, sous forme balnéaire, a pour effet d'exciter la circulation capillaire et d'amener, par suite, une plus grande activité de tous les phénomènes de la nutrition interstitielle. Il peut alors trouver d'utiles applications comme tonique et résolutif.

Mais ce moyen ne saurait entrer dans la pratique régulière de la médecine, tant pour la difficulté de se procurer la matière première en assez grande abondance, qu'en raison de la dépense considérable qu'exigerait un pareil traitement. Lorsqu'on désire y avoir recours, on se contente, le plus ordinairement, de mélanger le petit-lait, en proportion variable, avec les divers bains d'eaux minérales.

V

RÉGIME A SUIVRE PENDANT LA CURE

CHOIX DE LA STATION

On attache, avec raison, une grande importance à ce que les malades, soumis à l'usage du petit-lait, observent, pendant la durée du traitement, un régime alimentaire particulier. Les bases de ce régime procédant des mêmes règles générales adoptées pour les cures d'eaux minérales, je me contenterai de les indiquer d'une façon succincte :

Repas moins copieux, composés de viandes légères et de légumes herbacés; exclusion des viandes fortes, riches en principes azotés et de végétaux à fibres dures et à pellicules parcheminées; abstinence de salade et de toutes les préparations dans lesquelles rentrent les condiments acides ou trop excitants; les fruits, à cause de leur acidité et de leur digestion souvent difficile, ne feront partie du régime qu'à la condition d'être cuits et préparés en compote; il y a cependant une petite exception à faire en faveur des pêches bien mûres et des petites fraises de nos montagnes, qu'on peut manger, sans trop d'inconvénients, saupoudrées d'un peu de sucre.

Le vin doit porter beaucoup d'eau. Les liqueurs spiritueuses sont rigoureusement proscrites. Pour le thé et le café, si une trop grande habitude n'en permet pas la suppression absolue, ils devront être pris en moins grande quantité et considérablement affaiblis par de l'eau ou du lait.

C'est au malade à se bien pénétrer de ces principes afin d'en surveiller lui-même l'application, puisque nous n'avons pas, comme dans quelques stations d'Allemagne, à côté des tables d'hôte ordinaires, servies pour les touristes et les voyageurs, des tables spéciales où le régime appliqué à la cure soit fidèlement observé.

Un exercice modéré, des promenades en voiture, des courses à cheval ou à pied, suivant l'état des forces, contribuent puissamment à l'efficacité de la médication. Il en est de même des distractions, des plaisirs de toute sorte qui éloignent l'esprit du souci des affaires et le dégagent de ses préoccupations habituelles.

Le choix du lieu où s'opérera la cure n'est donc pas indifférent. Le malade doit trouver, à côté du moyen curatif, le confortable et tous les agréments de la vie. On l'a compris depuis longtemps à l'étranger, aussi bien pour la cure de petit-lait que pour la cure thermale, et c'est là l'unique secret de la grande fortune de quelques établissements.

Le climat mérite encore d'être pris en considération, surtout pour les personnes affectées d'une maladie des voies respiratoires. Les chaleurs excessives favorisent, on le sait, les congestions pulmonaires et la production d'hémoptysies. Aussi voyons-nous souvent des phthisiques, à leur retour d'une résidence d'hiver, perdre en peu de temps les avantages qu'ils avaient retirés de leur séjour dans un lieu convenablement choisi. Il faut à ces malades, pendant l'été, un site frais et un peu humide, orné dagréables promenades, facilement accessibles et suffisamment protégées, par de beaux ombrages, contre les trop fortes ardeurs du soleil, un site à l'abri des vents violents qui troublent l'atmosphère et la chargent de poussières irritantes.

En Allemagne, les tuberculeux qui ont passé la froide saison à Venise ou dans une autre ville du littoral de l'Adriatique, sont envoyés, pendant les mois les plus chauds de l'année, dans une station de cure de petit-lait. Les établissements de ce genre, qui couvrent par centaines les montagnes de l'Europe centrale, leur offrent, le plus souvent, avec les bienfaits d'une médication salutaire des conditions climatériques très favorables à leur état. Il serait à souhaiter qu'une telle pratique, qui procure les plus heureux résultats, pût se répandre et se généraliser en France.

Au point de vue des circonstances diverses qui doivent concourir au succès d'une cure, Luchon a eu, jusqu'à ce jour, le privilége de tenir un rang honorable, le premier, à coup sûr, à côté des stations rivales. Pour ne pas déchoir de sa réputation, pour conserver ce titre de reine des Pyrénées, qu'elle s'est justement acquis, ce n'est plus assez de compter sur le prestige de sa vieille renommée ; il faut qu'elle envisage l'émulation qui règne autour d'elle et qu'elle participe résolûment aux efforts tentés de toute part pour attirer les malades par l'attrait des plaisirs et les séductions du bien-être.

Les vertus curatives de nos sources sulfureuses sont connues du monde entier ; la cure de petit-lait, récemment instituée, met en nos mains une puissance nouvelle qui, certainement, ne tardera pas à prendre en France la faveur dont elle jouit dans les pays voisins ; se joignant à cela, le charme incomparable d'une belle nature, c'est plus qu'il n'en faut à une administration intelligente et active, bien pénétrée des exigences de la vie moderne, pour assurer à cette station le plus large et le plus brillant avenir.

Luchon. Imp. Champol, rue neuve, 30,

H. Champol

www.ingramcontent.com/pod-product-compliance
Ingram Content Group UK Ltd.
Pitfield, Milton Keynes, MK11 3LW, UK
UKHW020401250726
13967UKWH00005B/2403

9 782012 890824